Ritrova il Tuo Equilibrio

Una Guida di Self-Help per Imprenditori in Crisi

Del Prof. Dr. Daniele Abate

Indice

Contenuti del libro

Prefazione
Iniziamo con un'introduzione sul perché l'equilibrio è fondamentale per la vita di un imprenditore. In un mondo dove la competizione è incessante e il ritmo lavorativo è frenetico, è facile perdere di vista il proprio benessere e la propria pace interiore. Questo libro è dedicato a coloro che hanno affrontato battute d'arresto, perdite o semplicemente il burnout, e vogliono ritrovare una strada più sana verso il successo.

Capitolo 1: Riconoscere il Momento di Crisi
Questo capitolo affronta la fase di consapevolezza. Aiutiamo l'imprenditore a identificare i segni di squilibrio e stress, spiegando come lo stress, l'ansia e la perdita di concentrazione siano segnali di un bisogno di cambiamento. La consapevolezza è il primo passo verso la guarigione.

Capitolo 2: Comprendere il Vero Significato del Successo
Spesso l'idea di successo è legata a profitto e crescita rapida, ma il vero successo è una vita equilibrata. In questo capitolo, incoraggiamo i lettori a ridefinire i propri valori personali e professionali, stabilendo quali aspetti della loro vita (personale, relazionale, emotiva) devono essere rafforzati.

Capitolo 3: Strategia del Respiro e del Rilassamento
Qui introduciamo esercizi pratici di mindfulness, tecniche di respirazione, e suggerimenti per ridurre l'ansia. Il focus è su come creare pause durante la giornata, per evitare il burnout e migliorare la lucidità mentale.

Capitolo 4: La Forza dell'Accettazione e del Letting Go
Insegniamo l'arte di lasciar andare ciò che non possiamo controllare. Gli imprenditori spesso lottano per gestire ogni minimo dettaglio, ma questo porta a esaurimento e insoddisfazione. Accettare i limiti e imparare a delegare è essenziale per ritrovare l'equilibrio.

Capitolo 5: Riorganizzare il Tempo per le Priorità Vere
Una guida su come gestire il tempo in modo efficace, con suggerimenti su come evitare distrazioni e costruire una routine che supporti l'equilibrio personale e il successo professionale. L'obiettivo è creare una "giornata ideale" che non trascuri il benessere.

Capitolo 6: Recuperare Passioni e Hobby
Spesso gli imprenditori sacrificano passioni e hobby per la carriera. Questo capitolo invita i lettori a riprendere attività che danno loro gioia e soddisfazione al di fuori del lavoro, ricordando che queste passioni possono migliorare la

creatività e il benessere generale.

Capitolo 7: Ricostruire Relazioni Autentiche
Incentrato sull'importanza delle relazioni autentiche e di qualità, il capitolo aiuta a riscoprire e costruire legami solidi, migliorando la comunicazione e rendendo la rete di supporto personale e professionale più solida.

Capitolo 8: Trovare Scopo nel Lavoro e nella Vita
Guidiamo l'imprenditore verso una visione più ampia e appagante della propria carriera, trovando un "perché" che sia più profondo e significativo. Questo scopo può dare la motivazione per andare avanti, anche nei momenti di difficoltà.

Capitolo 9: Mindset Resiliente: Come Trasformare la Crisi in Opportunità
Insegniamo tecniche per sviluppare una mentalità resiliente. Si tratta di accettare gli errori, imparare dalle sconfitte e vedere la crisi come un'opportunità di crescita. Riconoscere che le difficoltà fanno parte del percorso aiuta a diventare più forti.

Capitolo 10: Creare il Piano di Rilancio Personale e Professionale
Il libro si conclude con esercizi pratici per mettere in atto i cambiamenti. Forniamo una guida per creare un piano personale che includa obiettivi concreti, abitudini giornaliere e un impegno a monitorare il progresso.

Conclusione
Concludiamo con un incoraggiamento a ricordare che l'equilibrio non è un traguardo fisso, ma un viaggio continuo. La perseveranza e l'impegno per il proprio benessere portano a un successo più sano e soddisfacente.

Prefazione

Essere imprenditori significa vivere sospesi tra l'eccitazione della scoperta e il rischio del fallimento. È un percorso che richiede sacrificio, energia e una determinazione incrollabile. Tuttavia, in questo vortice di ambizioni e sfide, è facile perdere qualcosa di prezioso lungo il cammino: l'equilibrio. Spesso ci si rende conto di aver perso la strada solo quando lo stress diventa insopportabile, quando le relazioni iniziano a soffrire o quando le passioni che un tempo davano gioia sembrano irraggiungibili.

Ho scritto questo libro per gli imprenditori che, come te, si trovano a un punto di rottura. Forse senti di essere intrappolato in un ciclo senza fine di lavoro, senza la possibilità di goderti i risultati dei tuoi sforzi. Forse hai sacrificato così tanto in termini di tempo, energia e relazioni, che ora ti chiedi se ne sia valsa davvero la pena. Questo libro è una guida per aiutarti a ritrovare ciò che è stato perso, senza abbandonare il tuo sogno imprenditoriale, ma rinnovandolo in un modo più sano e sostenibile.

Il cammino verso l'equilibrio non è un viaggio semplice, né tantomeno rapido. Richiede il coraggio di mettere in discussione le proprie abitudini, la volontà di rallentare e, soprattutto, il desiderio di vivere una vita più appagante, che non sia dominata solo dagli obiettivi di lavoro. In queste pagine troverai strumenti e strategie per ristabilire le tue priorità, prenderti cura del tuo benessere mentale ed emotivo, e, soprattutto, imparare a vedere il successo non solo come un traguardo economico, ma come una realtà più ampia che abbraccia felicità, serenità e soddisfazione personale.

Ogni capitolo è pensato per accompagnarti passo dopo passo verso un equilibrio rinnovato, affinché tu possa affrontare le sfide con una mentalità più resiliente e uno spirito più sereno. Troverai spunti per riscoprire le tue passioni, esercizi pratici per ritrovare la calma nei momenti difficili, e suggerimenti per costruire una vita che supporti tanto la tua crescita professionale quanto la tua pace interiore.

Ricorda che il successo vero è quello che si può vivere e apprezzare giorno dopo giorno. Inizia questo percorso con mente aperta e cuore pronto a esplorare nuove possibilità. L'equilibrio è alla tua portata; sta a te fare il primo passo.

Buona lettura e, soprattutto, buon viaggio.

Capitolo 1
Riconoscere il Momento di Crisi

Iniziare un'impresa è come partire per un viaggio avventuroso: la visione è chiara, l'energia è a mille e l'entusiasmo sembra inesauribile. Tuttavia, man mano che le sfide aumentano, il peso delle responsabilità e la complessità della gestione quotidiana possono trasformare questa avventura in una lotta. E a volte, senza rendercene conto, ci ritroviamo in crisi. Questo capitolo è dedicato a riconoscere quei segnali che indicano che abbiamo perso l'equilibrio e che è tempo di fermarsi, riflettere e apportare dei cambiamenti.

1.1 I Segnali di Squilibrio

La crisi raramente si manifesta all'improvviso; piuttosto, cresce silenziosa, nascosta tra i dettagli della quotidianità. Un giorno ti svegli e ti accorgi che i sintomi sono tutti lì: insonnia persistente, difficoltà a concentrarti, sensazione di irritabilità perenne e stanchezza cronica. Ma il sintomo più comune è la perdita di entusiasmo. Quella passione che un tempo ti motivava ora sembra sfumata, come un fuoco che brucia sempre più debole.

Prendi un momento per riflettere: hai iniziato a sentirti ansioso appena sveglio? Trovi difficile lasciar andare i pensieri legati al lavoro, anche nei momenti che dovrebbero essere di relax? Se ti riconosci in queste domande, è probabile che tu stia vivendo un momento di squilibrio.

1.2 La Trappola della Resilienza Senza Limiti

Gli imprenditori hanno spesso una straordinaria capacità di resistenza. La resilienza è una delle qualità che permette di superare gli ostacoli più difficili e che contribuisce al successo. Ma questa capacità di resistenza può diventare una trappola: ci convinciamo di poter fare sempre di più, ignorando i nostri limiti. Questo porta a una condizione di stress cronico, che non solo logora il corpo ma compromette anche la capacità di prendere decisioni lucide.

Essere resilienti non significa ignorare il bisogno di riposo e recupero, ma riconoscere quando è il momento di fermarsi. Essere un buon leader – per se stessi e per gli altri – implica anche saper prendersi cura del proprio benessere, così da poter dare il meglio nelle situazioni che contano.

1.3 Quando il Successo Non Porta Felicità

Per molti imprenditori, la misura del successo si trova nei numeri: crescita delle vendite, aumento dei clienti, espansione dei progetti. Tuttavia, può succedere che, anche raggiungendo questi obiettivi, ci si senta vuoti, insoddisfatti e in costante tensione. Questo è un segnale importante: se il successo non porta felicità, c'è un problema di fondo che deve essere affrontato.

A volte, l'imprenditore si concentra tanto sull'aspetto finanziario e materiale, dimenticando ciò che realmente alimenta la motivazione e il benessere: il senso di realizzazione personale, le relazioni significative e il tempo dedicato a se stessi. È necessario un equilibrio tra ambizione e benessere, perché il successo sia sostenibile e appagante.

1.4 Affrontare la Paura di Fermarsi

Spesso, la paura di prendersi una pausa è radicata nella convinzione che tutto crollerà se si abbassa la guardia. La paura di fermarsi è una delle cause principali del burnout. È essenziale capire che fermarsi non significa rinunciare: è un'opportunità per ricaricarsi, per ritrovare la chiarezza e la lucidità mentale che permettono di prendere decisioni migliori e più sostenibili nel tempo. Rallentare non è un segno di debolezza, ma di saggezza. Quando impariamo ad ascoltare i segnali del nostro corpo e della nostra mente, diventiamo leader più forti e più consapevoli.

1.5 Prendere Consapevolezza: Il Primo Passo verso l'Equilibrio

Il primo passo per recuperare l'equilibrio è riconoscere che c'è un problema. Senza consapevolezza, è impossibile iniziare il percorso di guarigione. Prenditi un momento per riflettere sulla tua situazione attuale e rispondi onestamente a queste domande:

- Quali sono i tuoi livelli di energia? Ti senti stanco già dal mattino?
- Quali emozioni provi più spesso durante la giornata? Ansia, rabbia, tristezza o gioia e soddisfazione?
- Quanto tempo dedichi al riposo e alle attività che ti danno piacere?
- Riesci a trovare un equilibrio tra lavoro e vita personale, o uno dei due aspetti sta prendendo il sopravvento?
- Queste domande ti aiuteranno a fare un check-in con te stesso e a capire dove ti trovi lungo il percorso. Il semplice atto di prendere coscienza è già un passo avanti verso il cambiamento, perché ti consente di vedere la tua situazione con maggiore chiarezza.

1.6 L'importanza di Parlare e Condividere

Nelle prime fasi di una crisi, molti imprenditori scelgono di soffrire in silenzio, per orgoglio o per paura di sembrare deboli. Ma è proprio in questi momenti che parlare può fare la differenza. Condividere le proprie difficoltà con amici, colleghi o familiari può offrire prospettive nuove e un sostegno emotivo che non deve mai essere sottovalutato.

Avere un confronto aperto con qualcuno di fiducia può aiutarti a vedere aspetti che da solo potresti non notare. Se senti che i tuoi livelli di stress e ansia sono troppo alti, considera anche l'opzione di cercare il supporto di un professionista. Un coach, un terapeuta o un mentore può offrire strumenti pratici e aiutarti a sviluppare strategie per affrontare il momento di crisi in modo sano e proattivo.

1.7 Ripartire con Nuove Priorità

Il momento di crisi può diventare una grande occasione per ripensare le tue priorità. Non si tratta di abbandonare i sogni e gli obiettivi, ma di ridefinirli in un contesto più sostenibile e sano. Sii aperto a rivalutare le tue mete e a riconoscere quali aspetti della tua vita richiedono più attenzione. La consapevolezza ti aiuterà a dare il giusto valore al lavoro, senza trascurare il tuo benessere.

Conclusione del Capitolo

La consapevolezza del proprio stato emotivo e fisico è il primo e fondamentale passo per riprendere il controllo. Riconoscere di essere in una fase di squilibrio non è un fallimento, ma una vittoria: significa che sei pronto a cambiare, a riorientare la tua vita verso un equilibrio che possa sostenerti nel lungo periodo. Questo capitolo è solo l'inizio di un viaggio di scoperta, fatto di piccoli passi e grandi trasformazioni.

Capitolo 2
Ridefinire il Successo

Nel mondo imprenditoriale, il successo viene spesso misurato in termini numerici: fatturato, crescita dei clienti, espansione del mercato. Sono tutti indicatori importanti, certo, ma non raccontano l'intera storia. Quando il successo è definito esclusivamente da cifre, diventa una corsa senza fine che può lasciare vuoti e insoddisfatti. Questo capitolo è un invito a ridefinire cosa significa "avere successo", a esplorare nuovi parametri e a creare una visione più completa e sostenibile.

2.1 Perché il Successo Finanziario Non Basta

La nostra società celebra spesso il successo finanziario come l'apice della realizzazione personale. Eppure, sempre più imprenditori si accorgono che, anche quando i risultati economici sono positivi, la felicità e la soddisfazione possono mancare. Questo accade perché il denaro, seppur necessario, non è in grado di soddisfare i bisogni più profondi dell'essere umano: sentirsi realizzati, trovare un senso di scopo e vivere in armonia con i propri valori.

Molti imprenditori inseguono il successo finanziario con la convinzione che, una volta raggiunto, arriveranno automaticamente la felicità e il senso di realizzazione. Tuttavia, quando la vita personale è sacrificata e le passioni sono trascurate, il senso di vuoto cresce. Questo non significa che il denaro non sia importante, ma è necessario un equilibrio tra il successo economico e il benessere personale.

2.2 Definire i Propri Valori

Una delle chiavi per ridefinire il successo è identificare i propri valori personali e allineare la propria attività a questi principi. Cosa conta davvero per te? Quali sono i valori che ti guidano nelle decisioni quotidiane? Prenditi un momento per riflettere su cosa ti rende felice e su quali sono gli aspetti della tua vita che vorresti coltivare.

Alcuni valori fondamentali che molti imprenditori scoprono di voler integrare nella loro vita includono:

1. **Equilibrio**: La capacità di bilanciare vita personale e lavoro, di concedersi momenti di pausa e di dedicare tempo alle proprie relazioni.
2. **Crescita personale**: La volontà di imparare, crescere e migliorarsi costantemente.
3. **Contributo**: Il desiderio di avere un impatto positivo sulla propria comunità o sul mondo, di fare qualcosa di significativo.
4. **Autenticità**: L'importanza di rimanere fedeli a se stessi, senza sacrificare i propri principi per raggiungere un traguardo.

Quando scopri i tuoi valori fondamentali, il successo assume una forma diversa. Non è più una meta esterna e imposta, ma un concetto che parte da dentro, che si costruisce giorno dopo giorno, allineato a ciò che per te è significativo.

2.3 Ridefinire il Successo: Nuovi Parametri

Avere una visione più completa del successo significa includere nuovi parametri che siano in armonia con i tuoi valori. Ecco alcuni esempi di come puoi ampliare la tua definizione di successo:

1. **Benessere fisico e mentale**: Successo significa anche essere in buona salute, sentirsi in forma e mentalmente lucidi. Trova il tempo per fare esercizio fisico, meditare, dormire a sufficienza e alimentarti correttamente.
2. **Relazioni**: La qualità delle tue relazioni con amici, familiari e colleghi può essere un indicatore del tuo benessere. Costruire e mantenere relazioni significative può darti un senso di appartenenza e sostegno.
3. **Crescita e apprendimento**: L'impegno verso il miglioramento personale e professionale è un valore che arricchisce la tua vita. Considera il successo come la tua capacità di crescere, acquisire nuove competenze e sviluppare una mentalità aperta.
4. **Impatto sociale e contributo**: Misura il successo anche in base a quanto riesci a restituire alla comunità. Può essere attraverso il lavoro filantropico, progetti sostenibili o azioni che abbiano un effetto positivo su chi ti circonda.

2.4 Creare una Visione di Successo Personale

Una volta individuati i tuoi valori e i nuovi parametri di successo, è tempo di costruire una visione chiara e personale di cosa significa per te avere successo. Questa visione sarà il faro che ti guiderà nei momenti di difficoltà e che ti ricorderà perché fai ciò che fai.

Inizia ponendoti queste domande:

1. Come voglio che sia la mia vita quotidiana, dal mattino alla sera?
2. Quali esperienze vorrei vivere? Con chi vorrei condividerle?
3. In che modo voglio che il mio lavoro influenzi la mia vita e quella degli altri?
4. Cosa voglio lasciare alle persone che mi circondano, alla mia famiglia e alla mia comunità?

Scrivi le tue risposte e cerca di delineare una visione del successo che rispecchi non solo gli obiettivi materiali, ma anche i tuoi sogni, le tue relazioni e il benessere mentale ed emotivo. Questa visione ti aiuterà a capire quali sono le azioni e le scelte che ti porteranno verso la realizzazione personale, non solo professionale.

2.5 Gli Obiettivi Come Strumenti, Non Fini

Uno degli errori più comuni è vedere gli obiettivi come mete finali, piuttosto che come strumenti per raggiungere una vita soddisfacente. Gli obiettivi devono essere funzionali al raggiungimento di quella visione di successo che hai definito per te stesso. Sono tappe lungo il cammino, non la destinazione.

Inizia a vedere gli obiettivi come mezzi per mantenere equilibrio e crescita. Per esempio:

1. **Obiettivi di benessere**: Includi nella tua routine obiettivi per prenderti cura di te stesso, come fare esercizio fisico regolarmente, meditare, dedicare del tempo a hobby o passioni.

2. **Obiettivi relazionali**: Dedica tempo a costruire relazioni significative, fissando obiettivi che ti aiutino a rimanere connesso con le persone che contano per te.

3. **Obiettivi di contributo**: Fissa obiettivi per creare un impatto positivo nella tua comunità o nel tuo settore. Può trattarsi di progetti che abbiano benefici per gli altri o attività che rispecchino i tuoi valori.

Questi obiettivi sono dei piccoli passi per mantenerti in linea con la tua visione, aiutandoti a creare una vita che possa sostenerti nel lungo termine.

2.6 Trasformare la Visione in Azione

Avere una visione del successo è importante, ma è altrettanto essenziale passare all'azione. Inizia a stabilire abitudini quotidiane e settimanali che ti permettano di avvicinarti alla tua definizione di successo. Agisci con costanza e disciplina, e monitora i tuoi progressi.

Una tecnica utile è suddividere il tuo tempo in blocchi dedicati alle diverse aree della tua vita. Ad esempio:

1. Dedica una parte della giornata a curare la tua salute fisica, con esercizio e un'alimentazione corretta.

2. Riserva tempo di qualità per la tua famiglia e per i tuoi amici, senza distrazioni.

3. Dedica un momento della settimana per lavorare su progetti che abbiano un impatto positivo sul mondo o per seguire nuove opportunità di crescita personale.

Questo ti aiuterà a trasformare la tua visione in una realtà tangibile, in cui ogni giorno rappresenta un piccolo passo verso il tuo equilibrio personale e professionale.

Conclusione del Capitolo

Ridefinire il successo è un passaggio fondamentale per ogni imprenditore che desidera un equilibrio più stabile e appagante. È un processo che richiede introspezione, tempo e la volontà di mettersi in gioco, ma i benefici sono inestimabili. Invece di inseguire obiettivi esterni, inizierai a costruire una vita che rispecchia i tuoi valori, le tue priorità e ciò che davvero conta per te. Ricorda: il successo vero non è solo un traguardo da raggiungere, ma una vita da vivere.

Capitolo 3
L'Arte di Dire "No"

Uno degli strumenti più potenti per mantenere l'equilibrio nella vita di un imprenditore è saper dire "no". Potrebbe sembrare controintuitivo: l'imprenditoria è spesso vista come un viaggio che richiede di cogliere ogni opportunità e di non lasciarsi sfuggire nulla. Tuttavia, la capacità di dire "no" è fondamentale per proteggere il proprio tempo, la propria energia e, soprattutto, per rimanere fedele ai propri valori e alla propria visione.

Dire "no" non è solo una risposta negativa, ma una scelta consapevole. È un modo per affermare ciò che per te è importante e creare uno spazio nella tua vita per ciò che davvero conta. In questo capitolo, esploreremo perché è così difficile dire "no", come distinguere le priorità e come trasformare il "no" in un'opportunità di crescita.

3.1 Perché Dire "No" È Così Difficile?

Dire "no" può risultare estremamente difficile per molte ragioni, sia personali che culturali. Di seguito alcune delle cause più comuni:

1. **Paura di deludere gli altri**: Spesso ci preoccupiamo di come verrà percepito il nostro rifiuto. Temiamo di deludere, di sembrare poco collaborativi o addirittura egoisti.
2. **Ansia di perdere opportunità**: Viviamo in un'epoca in cui ogni occasione sembra imperdibile. La sindrome del "non lasciarsi sfuggire nulla" può portarci a dire "sì" a progetti o attività che non sono realmente allineati con i nostri obiettivi.
3. **Voler mantenere relazioni positive**: Soprattutto nel contesto lavorativo, temiamo che un "no" possa mettere a rischio collaborazioni, amicizie o il rispetto degli altri.

Queste dinamiche rendono difficile pronunciare un "no" sincero e determinato. Tuttavia, imparare a dire "no" è essenziale per mantenere il controllo del proprio tempo e delle proprie energie, in modo da poterle investire nei progetti e nelle persone che realmente contano per te.

3.2 Riconoscere le Priorità: L'Essenza del "No"

Dire "no" significa anche riconoscere e rispettare le tue priorità. Senza una chiara comprensione di ciò che per te è importante, sarai sempre vulnerabile alle richieste altrui. La chiave è quindi avere una visione chiara e una scala di valori ben definita.

Alcuni passi per identificare le tue priorità includono:

1. **Identifica gli obiettivi a lungo termine**: Quali sono gli obiettivi che ti motivano maggiormente? Cosa desideri raggiungere, non solo per il successo aziendale, ma per la tua vita personale?

2. **Stabilisci limiti chiari**: Una volta definiti i tuoi obiettivi principali, è importante stabilire dei limiti che proteggano il tempo e le energie necessarie per raggiungerli. Chiediti: "Questo progetto o impegno mi aiuterà a realizzare ciò che è importante per me?"

3. **Focalizzati sull'impatto**: Ogni richiesta può rappresentare un'opportunità, ma non tutte le opportunità portano un impatto positivo nella tua vita. Prendi l'abitudine di valutare ogni opportunità sulla base del suo impatto reale: "Questo avrà un impatto significativo sui miei obiettivi e sul mio benessere?"

Con una scala di priorità chiara, diventa molto più semplice scegliere cosa accettare e cosa rifiutare, poiché sei guidato da una bussola interna e non dalle aspettative esterne.

3.3 Come Dire "No" Senza Sensi di Colpa

Dire "no" con sicurezza è un'arte che può essere appresa. Molti imprenditori provano sensi di colpa quando rifiutano una proposta, temendo di offendere o deludere qualcuno. Tuttavia, il "no" non deve essere visto come un atto di egoismo, ma come un modo per preservare il tuo benessere e rispettare il tempo altrui.

Ecco alcune tecniche per dire "no" in modo efficace e rispettoso:

1. **Sii diretto e onesto**: Quando dici "no", è importante essere chiaro. Evita risposte ambigue come "Vedremo" o "Forse". Essere diretti ti aiuta a stabilire una comunicazione sincera e a evitare fraintendimenti.

2. **Motiva la tua risposta**: Spiegare brevemente il motivo del rifiuto può far comprendere meglio la tua decisione. Ad esempio, puoi dire: "Non posso accettare perché sto concentrando tutte le mie energie su un progetto che richiede la mia completa attenzione."

3. **Offri alternative**: Se possibile, offri un'alternativa che possa aiutare la persona senza compromettere il tuo tempo. Ad esempio, potresti indicare un'altra risorsa o suggerire un momento futuro in cui sarai disponibile.

4. **Mantieni la calma e il rispetto**: Dire "no" in modo rispettoso e con calma ti permette di rimanere professionale. Ricorda che stai proteggendo il tuo tempo e, in definitiva, anche la qualità del tuo lavoro.

Queste tecniche ti aiuteranno a dire "no" senza sensi di colpa, mantenendo la tua integrità e il rispetto per te stesso.

3.4 Trasformare il "No" in Opportunità

Dire "no" non significa chiudere la porta a nuove opportunità, ma piuttosto selezionare quelle che risuonano con la tua visione e i tuoi valori. Ogni "no" ti avvicina a un "sì" più significativo, ti permette di creare uno spazio in cui puoi concentrarti su ciò che davvero ti fa crescere e ti dà soddisfazione.

In questo senso, il "no" diventa uno strumento di costruzione:

1. **Tempo per l'innovazione**: Dire "no" a impegni e progetti marginali ti consente di dedicare più tempo alla ricerca e alla sperimentazione di nuove idee che possano portare la tua azienda a un livello superiore.
2. **Qualità anziché quantità**: Rifiutando progetti che non si allineano con la tua visione, aumenti la qualità del lavoro che svolgi. Questo ti permette di focalizzarti su progetti di valore, che avranno un impatto positivo sulla tua attività e sui tuoi clienti.
3. **Miglioramento delle relazioni**: Dire "no" in modo trasparente e rispettoso può migliorare la qualità delle relazioni professionali e personali. Le persone apprezzeranno la tua sincerità e riconosceranno che rispetti il tuo tempo e il loro.

3.5 Praticare il "No" con Consapevolezza

La pratica è la chiave per migliorare in questa abilità. Impara a riconoscere le situazioni in cui il "no" è la scelta giusta e preparati mentalmente per utilizzarlo al momento opportuno.

Un esercizio utile è visualizzare i benefici che derivano dal dire "no" e concentrarti su come questa scelta può contribuire al tuo equilibrio. Pensa a situazioni passate in cui hai detto "sì" per compiacere gli altri, anche quando sapevi che sarebbe stato meglio dire "no". Ora immagina come sarebbe andata diversamente se avessi avuto il coraggio di ascoltare le tue reali necessità. Con il tempo, dire "no" diventerà più naturale e liberatorio.

Conclusione del Capitolo

Dire "no" è una delle competenze più preziose per un imprenditore che vuole proteggere il proprio equilibrio e vivere una vita più significativa. È un atto di rispetto verso se stessi, verso i propri sogni e verso chi ci circonda. Ricorda: ogni volta che dici "no" a ciò che non rispecchia le tue priorità, stai dicendo "sì" a una vita più ricca e allineata ai tuoi valori.

Capitolo 4
Gestire le Emozioni nel Mondo degli Affari

Nel mondo degli affari, le emozioni giocano un ruolo più importante di quanto si possa pensare. Ogni decisione, ogni interazione e ogni sfida può influire sul tuo stato d'animo e, di conseguenza, sul modo in cui conduci la tua azienda. Saper gestire le emozioni non significa sopprimerle, ma riconoscerle, comprenderle e utilizzarle come strumenti al servizio della tua visione. In questo capitolo esploreremo come sviluppare una gestione emotiva che ti permetta di affrontare le sfide con equilibrio e sicurezza.

4.1 Le Emozioni come Bussola

Le emozioni non sono semplicemente reazioni, ma segnali che ci informano su ciò che conta per noi. Per un imprenditore, le emozioni possono essere una bussola preziosa che aiuta a riconoscere le aree in cui è necessario intervenire e quelle che vanno celebrate.

Considera, ad esempio:

1. **La frustrazione**: Può indicare che qualcosa nel processo o nel risultato non è in linea con le tue aspettative. La frustrazione, se osservata, può aiutarti a trovare soluzioni innovative e migliorare le tue strategie.

2. **La paura**: Insegna ad analizzare i rischi. Piuttosto che bloccare il tuo slancio, la paura può diventare un alleato nella valutazione di possibili minacce, motivandoti a essere più prudente o a prepararti meglio.

3. **La gioia**: Non è solo un'emozione da vivere, ma anche da studiare. Quando provi gioia per un risultato, significa che hai trovato una strada che funziona, che ti motiva e che puoi replicare.

4.2 Riconoscere e Comprendere le Proprie Emozioni

Un imprenditore consapevole impara a riconoscere le proprie emozioni e a comprenderle per ciò che realmente sono. Questo richiede una buona dose di auto-osservazione e riflessione. Ecco alcune tecniche per sviluppare questa capacità:

1. **Diario emotivo**: Tenere traccia delle proprie emozioni giornaliere può essere un'ottima pratica per riconoscere schemi ricorrenti. Ad esempio, puoi chiederti: "Quali emozioni ho provato oggi?" "Perché ho provato rabbia o ansia?" Scrivere le risposte ti aiuterà a capire quali situazioni scatenano determinate reazioni.

2. **Auto-domande**: Ogni volta che provi un'emozione intensa, chiediti: "Perché mi sento così? Qual è l'evento o la situazione che ha scatenato questa emozione?" Questo ti aiuta a guardare alle emozioni con un certo distacco e a capire meglio le loro cause.

3. **Pratica della consapevolezza**: Meditazione e respirazione profonda sono strumenti efficaci per osservare le emozioni senza farsi travolgere. Anche solo pochi minuti di mindfulness al giorno possono fare una grande differenza nel modo in cui rispondi alle situazioni stressanti.

4.3 Gestire lo Stress e l'Ansia

Stress e ansia sono comuni nel mondo degli affari, ma possono diventare distruttivi se non vengono gestiti. La chiave è imparare a riconoscere i segnali fisici e mentali di stress e ansia per agire prima che diventino opprimenti.

Ecco alcuni strumenti pratici per gestire queste emozioni:

1. **Tecniche di rilassamento**: Esistono molte tecniche efficaci, come la respirazione diaframmatica, il rilassamento muscolare progressivo e l'uso di visualizzazioni calmanti. Ad esempio, nei momenti di ansia, prova a fare tre respiri profondi, concentrandoti sul lento flusso d'aria che entra ed esce dal tuo corpo.

2. **Gestione del tempo**: Lo stress spesso nasce dalla sensazione di avere troppe cose da fare e troppo poco tempo per farle. Organizzare le tue giornate, pianificare le priorità e saper delegare può ridurre significativamente lo stress.

3. **Routine di benessere**: L'attività fisica regolare, una dieta equilibrata e un sonno adeguato hanno effetti positivi sul benessere psicofisico. Anche dedicare del tempo ogni giorno a pratiche di rilassamento e cura personale è essenziale per mantenere equilibrio e lucidità.

4.4 Utilizzare le Emozioni per Motivarsi e Motivare

Le emozioni non sono solo segnali personali, ma strumenti che possono essere usati per ispirare e motivare sia te stesso che il tuo team. Essere consapevoli delle proprie emozioni ti permette di trasformarle in energie positive da riversare nel lavoro.

Ecco come:

1. **Comunica in modo autentico**: Mostrare le tue emozioni (con moderazione e professionalità) può ispirare chi lavora con te. Ad esempio, se sei entusiasta di un progetto, condividi il tuo entusiasmo! L'energia positiva è contagiosa e può motivare il tuo team.

2. **Pratica la gratitudine**: Sviluppare la gratitudine ti aiuta a focalizzarti sugli aspetti positivi, non solo nei periodi di successo ma anche nei momenti difficili. La gratitudine ti ricorda il perché del tuo impegno e ti dà la forza di continuare anche nei momenti di crisi.

3. **Coltiva la resilienza**: La resilienza è la capacità di affrontare le difficoltà e di crescere nonostante gli ostacoli. È la base di una gestione emotiva sana che non si lascia travolgere dai problemi, ma li usa come trampolini di crescita.

4.5 Il Potere della Calma nelle Decisioni

Le decisioni imprenditoriali richiedono spesso una mente lucida e calma, ma le emozioni intense possono facilmente compromettere la tua capacità di giudizio. Per sviluppare la calma interiore, è essenziale allenarsi a rallentare, riflettere e prendere decisioni consapevoli.

Ecco alcune strategie:

1. **Pausa prima di agire**: Quando ti trovi di fronte a una decisione importante, prendi un momento per fermarti. Respirare profondamente e riflettere ti aiuterà a ridurre l'impatto delle emozioni forti e a valutare le opzioni con maggiore chiarezza.

2. **Valutazione razionale delle emozioni**: Osserva l'emozione che stai provando e chiediti: "Questa emozione mi sta aiutando a vedere le cose in modo obiettivo, o mi sta distorcendo la prospettiva?" Se senti rabbia o euforia eccessiva, è meglio posticipare la decisione a un momento di maggiore calma.

3. **Visualizzazione delle conseguenze**: Prima di prendere una decisione importante, visualizza le possibili conseguenze di ogni scelta. Questo esercizio ti aiuta a mantenere la calma e a prendere decisioni con una visione più ampia e meno impulsiva.

4.6 Riconoscere i Propri Limiti Emotivi

Essere consapevoli dei propri limiti emotivi è un atto di responsabilità, verso di sé e verso gli altri. Nessuno è immune dallo stress, dalla frustrazione o dall'ansia, e riconoscere i propri limiti è fondamentale per evitare situazioni di burnout e mantenere l'equilibrio mentale.

1. **Impara a chiedere aiuto**: Uno dei più grandi ostacoli alla gestione emotiva è il rifiuto di chiedere supporto quando ne abbiamo bisogno. Parlare con un mentor, un consulente o un amico di fiducia può aiutarti a vedere le cose da una prospettiva diversa e a ritrovare serenità.

2. **Stabilisci confini**: Sapere quando è il momento di fermarsi è essenziale. Riconoscere i segnali di esaurimento e rispettare i tuoi confini personali ti aiuterà a non oltrepassare i tuoi limiti e a recuperare le energie quando necessario.

3. **Accetta le tue vulnerabilità**: Avere consapevolezza delle proprie vulnerabilità è il primo passo per gestirle. La vulnerabilità non è un segno di debolezza, ma una parte fondamentale della tua umanità. Accettarla ti permette di affrontare le difficoltà con maggiore consapevolezza e di trovare risorse per gestirle.

Conclusione del Capitolo

La gestione delle emozioni è una competenza fondamentale per ogni imprenditore che desideri mantenere il proprio equilibrio e la propria serenità. Le emozioni non sono un ostacolo da superare, ma una forza da incanalare nel modo giusto. Saperle riconoscere, accettare e trasformare è un'arte che può essere coltivata e che ti renderà più forte, resiliente e capace di affrontare ogni sfida con maggiore sicurezza e chiarezza.

Capitolo 5
Coltivare la Visione e l'Innovazione

L'innovazione è il cuore di ogni impresa di successo. È ciò che differenzia i leader dai follower, i pionieri da coloro che restano ancorati alle vecchie abitudini. Per un imprenditore, saper coltivare una visione chiara e stimolare un atteggiamento innovativo rappresenta non solo un vantaggio competitivo, ma anche una fonte inesauribile di motivazione e di crescita personale. In questo capitolo esploreremo come rafforzare la tua visione, promuovere la creatività e adattarti al cambiamento.

5.1 La Visione come Bussola

La visione è il "perché" dietro ogni decisione e azione che prendi come imprenditore. È ciò che ti permette di guardare oltre le difficoltà quotidiane, di perseverare anche quando i risultati sembrano lontani e di coinvolgere altre persone nel tuo percorso. Una visione solida non è solo un obiettivo aziendale, ma un principio guida che ispira e orienta ogni scelta.

Creare una Visione Chiara e Realistica

Definire la propria visione non significa immaginare un traguardo lontano e perfetto, ma individuare un cammino realistico e stimolante per il futuro della tua impresa. Ecco alcuni passi per chiarire la tua visione:

1. **Domandati il motivo per cui hai avviato la tua attività**: Cosa ti ha spinto a iniziare? Cosa speri di ottenere? Il tuo perché dovrebbe essere la base della tua visione.

2. **Immagina il futuro della tua azienda**: Qual è l'impatto che desideri avere nel mercato o nella società? Cerca di visualizzare come vorresti che il tuo lavoro contribuisse al benessere dei clienti, dei collaboratori e dell'ambiente.

3. **Sii specifico e misurabile**: Una visione deve poter essere tradotta in obiettivi concreti. Se il tuo "perché" è rendere la vita delle persone più semplice, chiediti come puoi farlo, in che ambito, e con quali strumenti.

5.2 Adattabilità e Visione Flessibile

Se è vero che la visione offre una direzione, è altrettanto vero che un imprenditore di successo deve essere pronto a rivederla e adattarla alle nuove realtà. Rimanere troppo rigidi nella propria visione può diventare un limite quando il contesto cambia. Per questo, l'adattabilità è un valore essenziale.

Come Sviluppare l'Adattabilità

1. **Raccogli feedback costantemente**: I feedback dei clienti, dei collaboratori e del mercato sono un'indicazione preziosa. Usa queste informazioni per capire se la tua visione è ancora attuale o se necessita di aggiustamenti.

2. **Tieni d'occhio i cambiamenti nel settore**: Rimanere aggiornato su innovazioni, tendenze e cambiamenti normativi ti aiuterà a mantenere una visione allineata con il futuro.

3. **Accetta la possibilità di rivedere il tuo approccio**: Cambiare rotta non significa fallire, ma rispondere in modo intelligente ai nuovi bisogni del mercato. Essere disposti a modificare la propria visione, se necessario, è una qualità che rafforza l'azienda e il suo leader.

5.3 Stimolare l'Innovazione: Creare un Ambiente Aperto alle Idee

L'innovazione non è un'azione singola, ma un processo continuo. Per mantenerla viva nella tua impresa, devi creare un ambiente che incentivi la creatività e incoraggi i membri del team a contribuire con nuove idee.

Creare una Cultura di Innovazione

1. **Ascolta e valorizza ogni idea**: Anche le idee meno convenzionali possono avere un valore. Dare spazio a un brainstorming libero e aperto permette di esplorare soluzioni originali e inaspettate.

2. **Sperimenta e accetta il rischio di sbagliare**: Non tutte le innovazioni avranno successo. Tuttavia, ogni tentativo rappresenta un'occasione di apprendimento. Quando promuovi una cultura in cui il fallimento è visto come parte del processo, incoraggi il tuo team a osare di più.

3. **Sfrutta le diversità**: Un team eterogeneo porta punti di vista differenti, stimolando soluzioni creative. Circondati di persone con competenze e background diversi: queste differenze ampliano la gamma di soluzioni possibili e arricchiscono il processo decisionale.

5.4 Allenare la Creatività Personale

Essere creativi non significa solo avere idee nuove, ma anche saperle sviluppare e adattare alle necessità della tua impresa. Esistono tecniche per potenziare la tua creatività e ampliare la tua visione.

Tecniche per Stimolare la Creatività

1. **Pratica il "Thinking Outside the Box"**: Allenati a osservare il tuo business da prospettive diverse. Chiediti come un'altra azienda, anche in un settore diverso, potrebbe affrontare una determinata sfida. Questo esercizio ti aiuterà a trovare soluzioni alternative e innovative.

2. **Dedica tempo all'apprendimento**: La creatività si nutre di conoscenze e ispirazioni. Dedica tempo a leggere, informarti e scoprire nuove tendenze anche al di fuori del tuo settore. Corsi, eventi, e incontri con altri imprenditori possono portarti idee fresche e stimolanti.

3. **Fai brainstorming regolari**: Non aspettare che arrivi un problema per organizzare un brainstorming. Fissa incontri regolari in cui discutere di come migliorare il prodotto, i servizi o le operazioni aziendali. Questo esercizio renderà l'innovazione un'abitudine all'interno della tua azienda.

5.5 Integrazione della Tecnologia e Sostenibilità

Nel mondo contemporaneo, l'innovazione spesso richiede l'uso della tecnologia e l'adozione di pratiche sostenibili. Questi due elementi, se integrati correttamente, possono arricchire la tua visione e aumentare la competitività della tua impresa.

Tecnologia: Un'Opportunità di Crescita

La tecnologia non è solo uno strumento, ma un fattore strategico. In ambiti come la gestione dei dati, il marketing digitale e la produttività aziendale, l'adozione di tecnologie innovative può fare una grande differenza.

1. **Automatizzazione dei processi**: Identifica le aree dove l'automatizzazione potrebbe migliorare l'efficienza o la precisione, liberando risorse per attività più strategiche.

2. **Analisi dei dati**: Utilizzare i dati per prendere decisioni ti consente di avere una visione più chiara delle tendenze e dei comportamenti dei clienti, migliorando la tua offerta.

Sostenibilità: Una Scelta Responsabile e Strategica

La sostenibilità non è solo un valore etico, ma una strategia di lungo periodo che può migliorare la tua immagine e rispondere alle richieste crescenti di un mercato sempre più consapevole.

1. **Riduci l'impatto ambientale**: Cerca modi per diminuire il consumo di risorse e minimizzare gli scarti. Ad esempio, valuta se sia possibile utilizzare materiali eco-compatibili o energie rinnovabili nella produzione.

2. **Comunica la tua visione sostenibile**: Raccontare come la tua azienda si impegna per un futuro più sostenibile crea un legame più profondo con i clienti e aumenta la loro fiducia nel tuo marchio.

5.6 Affrontare le Resistenze al Cambiamento

L'innovazione porta inevitabilmente con sé la necessità di cambiare, e il cambiamento può generare resistenze. Sia tu che il tuo team potreste provare insicurezze di fronte alle novità. La chiave è saper riconoscere e gestire queste resistenze.

Strategie per Superare le Resistenze

1. **Comunica chiaramente la visione**: Se le persone comprendono il motivo del cambiamento e i benefici che porterà, saranno più inclini ad accettarlo. Spiega come l'innovazione migliorerà il loro lavoro o l'esperienza dei clienti.

2. **Coinvolgi il team nelle decisioni**: Quando possibile, invita i membri del team a partecipare al processo di innovazione. Sentirsi coinvolti aumenta il senso di responsabilità e diminuisce le resistenze.

3. **Offri supporto durante il cambiamento**: Quando introduci nuove tecnologie o pratiche, assicurati di fornire la formazione e il supporto

necessari. Le persone saranno più propense ad adattarsi se sentono di avere le risorse giuste per affrontare il cambiamento.

Conclusione del Capitolo

L'innovazione e la visione sono le ali di ogni impresa di successo. Coltivare una visione chiara e saper adattarla alle nuove realtà è essenziale per non rimanere bloccati in schemi che non funzionano più. Con una cultura aperta all'innovazione, una gestione efficace del cambiamento e l'utilizzo di strumenti tecnologici e sostenibili, la tua azienda sarà pronta a evolversi e a prosperare.

Capitolo 6
La Resilienza di Fronte alle Avversità

Nell'imprenditoria, come nella vita, incontrerai sfide inaspettate e ostacoli difficili da superare. Saper affrontare queste difficoltà con resilienza è fondamentale per mantenere l'equilibrio e la lucidità, anche nei momenti più complicati. La resilienza non è una qualità innata, ma un insieme di capacità che possono essere sviluppate e rafforzate. In questo capitolo esploreremo come allenare la resilienza, affrontare le difficoltà con determinazione e vedere le crisi come opportunità di crescita.

6.1 Capire la Resilienza

La resilienza è la capacità di riprendersi rapidamente dalle difficoltà e di adattarsi ai cambiamenti senza perdere la motivazione o il senso di direzione. Non si tratta di ignorare le difficoltà o di evitarle, ma di affrontarle con uno spirito positivo e costruttivo. La resilienza è ciò che permette agli imprenditori di rialzarsi dopo una caduta e di trovare nuove strade quando i vecchi percorsi si rivelano inadeguati.

Come Si Sviluppa la Resilienza

1. **Accettare le sfide come parte del percorso**: Le difficoltà fanno parte del cammino imprenditoriale. Accettarle ti aiuta a considerarle come tappe di apprendimento piuttosto che come impedimenti.
2. **Mantenere una visione a lungo termine**: Quando ti trovi ad affrontare una crisi, ricorda il tuo obiettivo finale e il motivo per cui hai iniziato. Avere una visione chiara ti aiuterà a superare i momenti di scoraggiamento.
3. **Sviluppare una mentalità di crescita**: Le persone resilienti vedono le sfide come opportunità per migliorare. Invece di temere il fallimento, consideralo un'occasione per apprendere.

6.2 Strategie per Gestire lo Stress

Lo stress è una risposta naturale alle sfide, ma per essere resilienti è fondamentale imparare a gestirlo in modo efficace. Ignorare o sopprimere lo stress non fa altro che aumentarlo, mentre affrontarlo con le giuste strategie può aiutarti a rimanere calmo e focalizzato.

Tecniche per Gestire lo Stress

1. **Respirazione e meditazione**: Tecniche di respirazione profonda e meditazione ti aiutano a ritrovare la calma nei momenti di tensione. Anche solo pochi minuti al giorno possono fare una grande differenza.
2. **Prendersi delle pause**: Quando sei immerso in una situazione stressante, prendersi delle pause regolari ti aiuta a vedere le cose da una prospettiva diversa e a prevenire il burnout.

3. **Stabilire dei limiti**: Non tutto deve essere risolto immediatamente. Impara a delegare e a stabilire delle priorità. Concentrati su ciò che puoi controllare e accetta che non puoi avere il controllo su tutto.

6.3 La Mentalità della Perseveranza

La perseveranza è la capacità di continuare a lavorare per raggiungere un obiettivo, anche di fronte alle difficoltà. Essa si basa su un mix di pazienza, fiducia e determinazione. Gli imprenditori perseveranti non si scoraggiano di fronte ai fallimenti e sanno che il successo non arriva mai istantaneamente.

Come Coltivare la Perseveranza

1. **Focalizzati sui piccoli progressi**: Ogni piccolo passo avanti è un segno di progresso. Celebrali, anche se sembrano insignificanti: ti aiuteranno a mantenere alta la motivazione.
2. **Impara dai tuoi errori**: Anziché considerare gli errori come fallimenti, vedi ogni errore come una lezione che ti avvicina alla tua meta.
3. **Mantieni un dialogo interiore positivo**: La perseveranza si costruisce anche con il modo in cui parli a te stesso. Evita di criticarti aspramente nei momenti di difficoltà e ricorda che ogni imprenditore di successo ha dovuto superare innumerevoli ostacoli.

6.4 Trasformare le Crisi in Opportunità

Ogni crisi rappresenta anche un'opportunità di cambiamento. Spesso, le situazioni di crisi ci costringono a uscire dalla nostra zona di comfort e a esplorare nuove possibilità. Un imprenditore resiliente sa cogliere queste opportunità per migliorare, innovare e, a volte, trasformare completamente la propria attività.

Come Vedere le Crisi come Opportunità

1. **Analizza la crisi in modo obiettivo**: Cerca di capire le cause della crisi senza lasciarti influenzare dall'emotività. Questo ti permetterà di identificare i problemi reali e di trovare soluzioni efficaci.
2. **Pensa fuori dagli schemi**: Una crisi può costringerti a rivalutare i tuoi metodi e a considerare alternative che prima non avevi preso in considerazione.
3. **Agisci con rapidità ma ponderazione**: Nelle crisi, la rapidità è importante, ma non deve mai sostituire la riflessione. Agisci con decisione, ma dopo aver valutato attentamente le opzioni disponibili.

6.5 Costruire una Rete di Supporto

La resilienza non significa dover affrontare tutto da soli. Una delle risorse più potenti per un imprenditore è una rete di supporto composta da colleghi, amici, mentori e consulenti. Condividere le proprie difficoltà con persone fidate permette di ricevere consigli preziosi, vedere le cose sotto una nuova luce e trovare la forza necessaria per continuare.

Come Creare una Rete di Supporto Efficace

1. **Coltiva rapporti con altri imprenditori**: Partecipare a eventi di networking o unirti a gruppi di imprenditori ti permetterà di trovare persone che comprendono le tue sfide e che possono offrire supporto.

2. **Trova un mentore**: Un mentore è una persona con esperienza che può guidarti e darti consigli basati su conoscenze pratiche e vissute.

3. **Non aver paura di chiedere aiuto**: Chiedere supporto non è un segno di debolezza, ma di consapevolezza. Ricorda che il successo non è mai un percorso solitario.

6.6 La Resilienza Come Stile di Vita

Essere resilienti non significa solo superare le difficoltà una volta, ma fare della resilienza uno stile di vita. Significa affrontare ogni giorno con uno spirito positivo, adattarsi ai cambiamenti, imparare dagli errori e continuare a crescere.

Pratiche Quotidiane per la Resilienza

1. **Mantieni una routine positiva**: Una routine che include attività fisica, momenti di riflessione e obiettivi giornalieri ti aiuterà a mantenere un equilibrio mentale ed emotivo.

2. **Sii grato per ciò che hai**: La gratitudine è uno strumento potente che ti aiuta a mantenere una prospettiva positiva anche nei momenti di difficoltà. Prenditi del tempo ogni giorno per riflettere su ciò che va bene nella tua vita e nel tuo lavoro.

3. **Continua a investire nella tua crescita personale**: La resilienza si rafforza quando continui a migliorarti. Leggi, impara, scopri nuovi modi di pensare e amplia le tue competenze. Ogni passo verso la crescita personale è un investimento nella tua resilienza.

Conclusione del Capitolo

La resilienza è una delle qualità più importanti per un imprenditore. È ciò che ti permette di rialzarti, di adattarti e di trasformare le sfide in opportunità di crescita. Non importa quanto grandi possano sembrare gli ostacoli, con resilienza, supporto e una mentalità aperta puoi superare ogni avversità e continuare a perseguire la tua visione con fiducia e determinazione.

Capitolo 7
Il Potere del Tempo e la Gestione Efficace delle Priorità

Il tempo è la risorsa più preziosa di cui disponiamo come imprenditori. Tuttavia, la gestione del tempo è spesso una delle sfide più difficili. L'arte di gestire il proprio tempo non riguarda solo l'efficienza, ma anche la capacità di scegliere come spenderlo al meglio, per evitare di sovraccaricarsi e perdere il controllo sull'equilibrio personale e professionale.

In questo capitolo, esploreremo come gestire il tempo in modo efficace, stabilire priorità, e soprattutto come evitare che il lavoro invada ogni aspetto della nostra vita, favorendo una maggiore serenità e produttività.

7.1 La Percezione del Tempo nell'Imprenditoria

Come imprenditore, il tempo sembra sempre scivolare via velocemente. Le scadenze, le riunioni e le emergenze quotidiane ti fanno sentire come se non ci fosse mai abbastanza tempo. Tuttavia, è importante capire che la percezione del tempo spesso è distorta dalla nostra risposta emotiva agli eventi. Imparare a gestire il tempo richiede un cambiamento nella nostra mentalità riguardo a come lo utilizziamo.

Il Tempo Non è il Tuo Nemico

Molti imprenditori vivono con la costante sensazione di essere sotto pressione e di non riuscire mai a fare abbastanza. Questo accade quando ci concentriamo solo sulla produttività, ignorando la necessità di riposo e riflessione. Imparare a vedere il tempo come uno strumento al servizio dei tuoi obiettivi, piuttosto che come una risorsa da sfruttare fino all'esaurimento, è il primo passo verso una gestione del tempo più efficace.

7.2 La Matrice delle Priorità: Urgente vs. Importante

Un concetto cruciale nella gestione del tempo è quello di differenziare le attività urgenti da quelle importanti. Non tutte le attività urgenti sono importanti, e non tutte le attività importanti sono urgenti. Questo può sembrare un concetto semplice, ma spesso la tendenza a concentrarsi sulle urgenze ci porta a trascurare ciò che veramente conta per il nostro successo a lungo termine.

La Matrice di Eisenhower

Una delle tecniche più utili per gestire le priorità è la Matrice di Eisenhower, che suddivide le attività in quattro quadranti:

1. **Urgente e Importante**: Queste sono le attività che devono essere affrontate subito, come una crisi o una scadenza imminente.
2. **Non Urgente ma Importante**: Sono le attività che hanno un impatto duraturo, come lo sviluppo di nuovi progetti, la formazione continua o la costruzione di relazioni strategiche. Queste attività vanno pianificate, poiché possono essere facilmente rimandate.

3. **Urgente ma Non Importante**: Spesso sono attività che sembrano urgenti ma che non contribuiscono significativamente ai tuoi obiettivi. Possono essere delegate ad altri o ridotte al minimo.

4. **Non Urgente e Non Importante**: Sono le attività che non hanno alcun valore a lungo termine, come rispondere a e-mail irrilevanti o dedicare tempo a compiti che non fanno crescere il business. Queste attività dovrebbero essere eliminate.

Concentrarsi su ciò che è veramente importante e trovare il modo di delegare o eliminare ciò che è non urgente e non importante è essenziale per una gestione del tempo efficace.

7.3 Pianificare il Tuo Giorno: La Potenza della Programmazione

Un altro strumento chiave per una gestione ottimale del tempo è la pianificazione giornaliera. La mancanza di una pianificazione adeguata può portare a una sensazione di sovraccarico e frustrazione, mentre una pianificazione accurata aiuta a gestire il flusso di lavoro e a mantenere la lucidità.

Tecniche di Pianificazione Efficace

1. **La regola dei 3 obiettivi**: Ogni giorno, stabilisci tre obiettivi principali da raggiungere. Limita il numero di attività giornaliere per non disperdere energia su troppe cose. Focalizzati su ciò che veramente conta e che ti avvicina ai tuoi obiettivi a lungo termine.

2. **Time-blocking**: Dedica blocchi di tempo specifici a determinati compiti. Ad esempio, una fascia oraria del mattino potrebbe essere riservata alla gestione strategica del business, mentre il pomeriggio potrebbe essere dedicato a riunioni o attività operative.

3. **Flessibilità nella programmazione**: Anche se è importante seguire un piano, devi essere pronto a rimanere flessibile. Le emergenze e gli imprevisti accadranno. L'importante è non permettere che il piano venga stravolto ogni volta che un imprevisto si presenta.

7.4 Delegare per Guadagnare Tempo

Molti imprenditori, specialmente quelli alle prime armi, tendono a voler fare tutto da soli. Questo non solo è inefficace, ma anche estenuante. Imparare a delegare è una delle competenze più importanti che un imprenditore possa sviluppare. Delegare non significa solo liberare tempo, ma anche permettere a te stesso di concentrarti su ciò che sei veramente bravo a fare.

Come Delegare con Successo

1. **Affidati alle persone giuste**: Quando deleghi, assicurati che la persona a cui affidi un compito abbia le competenze e le risorse necessarie per completarlo con successo. Non delegare solo per liberarti di un compito, ma per permettere alla tua azienda di crescere.

2. **Sii chiaro nelle istruzioni**: Quando deleghi un compito, fornisci istruzioni chiare e dettagliate. La chiarezza aiuta a ridurre gli errori e a garantire che il lavoro venga completato secondo le tue aspettative.

3. **Fidati del processo**: Una volta delegato un compito, dai fiducia a chi lo sta portando avanti. Evita di controllare costantemente e di micro-gestire. La fiducia è fondamentale per costruire una squadra forte e coesa.

7.5 La Gestione del Tempo e il Tuo Equilibrio Personale

La gestione del tempo non riguarda solo il lavoro. Un buon imprenditore sa che il successo professionale dipende dal benessere personale. Se non riesci a trovare un equilibrio tra il lavoro e la vita privata, rischi di esaurirti rapidamente.

Strategie per Mantenere l'Equilibrio

1. **Ritrova il tempo per te stesso**: La cura di sé deve essere una priorità. Dedica del tempo alla tua salute fisica e mentale, facendo attività fisica, meditazione o semplicemente prendendoti una pausa.

2. **Stabilisci confini chiari**: Imposta orari di lavoro precisi e rispetta il tempo per la tua vita privata. La tua produttività migliorerà se ti prendi il tempo per ricaricare le energie.

3. **Impara a dire no**: Spesso, dire no è una delle chiavi per la gestione efficace del tempo. Non sentirti obbligato ad accettare ogni richiesta. Impara a dire no in modo gentile ma deciso quando non puoi permetterti di aggiungere altro al tuo carico di lavoro.

7.6 Conclusione: Il Tempo Come Risorsa Preziosa

La gestione del tempo non è solo una questione di efficienza, ma una vera e propria filosofia. Come imprenditore, il modo in cui utilizzi il tuo tempo determina la qualità del tuo lavoro, il successo del tuo business e la tua soddisfazione personale. Pianifica con attenzione, dai priorità a ciò che è veramente importante, e concediti il tempo necessario per crescere sia come professionista che come individuo. Il tempo, ben gestito, è il terreno fertile dove si coltivano il successo e il benessere.

Capitolo 8
La Resilienza: La Forza Interiore per Superare le Avversità

Ogni imprenditore affronta, prima o poi, sfide inaspettate che possono mettere alla prova non solo le proprie capacità professionali, ma anche il proprio stato emotivo e mentale. La strada dell'imprenditore è spesso costellata di alti e bassi, successi e fallimenti. Tuttavia, ciò che distingue i grandi imprenditori non è l'assenza di difficoltà, ma la capacità di risollevarsi dopo ogni caduta, imparare dai fallimenti e continuare a muoversi avanti.

La resilienza è la capacità di affrontare le difficoltà senza lasciarsi abbattere, di adattarsi alle circostanze mutevoli e di trasformare le esperienze negative in opportunità di crescita. In questo capitolo, esploreremo il concetto di resilienza, come svilupparla e come usarla per navigare attraverso le tempeste che inevitabilmente si presentano nel percorso imprenditoriale.

8.1 Cos'è la Resilienza?

La resilienza è la capacità di affrontare, superare e crescere di fronte alle avversità. Non si tratta solo di resistere alla tempesta, ma di adattarsi ad essa e uscirne più forti. Molte persone pensano che la resilienza sia una qualità innata, che alcuni hanno e altri no, ma la verità è che la resilienza è una competenza che può essere sviluppata, affinata e rafforzata nel tempo.

Imprenditori di successo sono spesso persone che hanno incontrato il fallimento, ma che sono state in grado di rialzarsi. Hanno imparato a non temere gli ostacoli, ma a vederli come opportunità per mettersi alla prova e migliorare. La resilienza non è solo una questione di "resistere", ma di agire con saggezza e coraggio anche quando la situazione sembra disperata.

8.2 Come Sviluppare la Resilienza

La resilienza, come ogni altra abilità, può essere coltivata con il tempo. Ci sono diverse pratiche e modi di pensare che possono aiutarti a sviluppare una mentalità resiliente.

8.2.1 Accetta la Realtà delle Avversità

Il primo passo verso la resilienza è accettare che le difficoltà fanno parte del cammino imprenditoriale. È importante non cercare di evitare o ignorare le difficoltà, ma accettarle come inevitabili. Quando impariamo ad accogliere le sfide come opportunità di crescita, possiamo affrontarle con maggiore serenità e lucidità.

8.2.2 Impara dai Fallimenti
Un errore comune che molti imprenditori fanno è temere il fallimento, vedendolo come una fine piuttosto che come una lezione. La realtà è che ogni fallimento porta con sé lezioni importanti che possono essere utilizzate per evitare gli stessi errori in futuro. Impara ad analizzare ciò che non ha funzionato, chiediti cosa puoi fare diversamente e utilizzalo come strumento di miglioramento.

8.2.3 Mantieni la Flessibilità
La resilienza non significa essere rigidi o ossessionati dal seguire un piano prestabilito a ogni costo. In un mondo in continua evoluzione, la capacità di adattarsi e cambiare direzione è fondamentale. La flessibilità mentale ti permette di reagire in modo creativo alle sfide, di cercare soluzioni alternative e di imparare dalle situazioni inaspettate.

8.2.4 Coltiva il Supporto Sociale
Un altro aspetto fondamentale della resilienza è il supporto delle persone che ci circondano. Non siamo mai veramente soli nelle nostre difficoltà. Le relazioni positive con mentori, colleghi, amici o familiari sono essenziali per il benessere emotivo e per avere un punto di vista esterno che aiuti a rimanere motivati e concentrati. Cercare supporto quando si affrontano difficoltà è un segno di forza, non di debolezza.

8.2.5 Prenditi Cura di Te Stesso
La resilienza non riguarda solo la forza mentale, ma anche la salute fisica e psicologica. Un corpo sano e una mente in equilibrio sono essenziali per affrontare le sfide con lucidità. Dedica tempo al riposo, all'esercizio fisico e alla cura delle tue emozioni. La resilienza si nutre di energia positiva e di benessere generale.

8.3 Come La Resilienza Impatta il Successo Imprenditoriale
Essere resilienti non significa solo affrontare momenti difficili; implica anche avere la capacità di mantenere una visione positiva, anche quando le cose non vanno come previsto. La resilienza ti permette di rimanere motivato anche nei momenti bui, continuando a perseguire i tuoi obiettivi a lungo termine.
Inoltre, la resilienza aiuta a sviluppare una mentalità orientata al miglioramento continuo. Non si tratta di aspettarsi la perfezione, ma di essere pronti ad adattarsi e a cambiare quando necessario. Questa apertura al cambiamento e all'apprendimento costante è ciò che consente agli imprenditori resilienti di rimanere competitivi e di far crescere il loro business nonostante gli ostacoli.

8.3.1 Superare la Paura del Fallimento
Una delle paure principali degli imprenditori è il fallimento. La resilienza aiuta a cambiare il modo in cui vediamo il fallimento, trasformandolo da una fine a un

punto di partenza per nuove opportunità. Un fallimento non significa che siamo finiti, ma che abbiamo imparato qualcosa di nuovo, e possiamo usare quella conoscenza per migliorare. Ogni errore è una parte del processo di crescita.

8.3.2 Creare un Ciclo Positivo

La resilienza crea un ciclo positivo: più riesci a superare le difficoltà, più diventi forte, e più sarai in grado di affrontare sfide future con maggiore sicurezza. Ogni ostacolo che superi ti prepara per il prossimo, e con il tempo sviluppi una fiducia in te stesso e nelle tue capacità che ti aiuterà ad affrontare qualsiasi cosa ti si presenti.

8.4 Tecniche di Resilienza in Pratica

Ecco alcune tecniche pratiche che puoi adottare per sviluppare e rafforzare la tua resilienza:

1. **Tecniche di Mindfulness e Meditazione**: La pratica della mindfulness aiuta a rimanere concentrati nel presente e a non farsi sopraffare dalle preoccupazioni future. Meditare regolarmente ti aiuta a ridurre lo stress e a migliorare la tua capacità di rispondere in modo equilibrato alle difficoltà.
2. **Ristrutturazione Cognitiva**: Impara a cambiare il modo in cui pensi alle sfide. Invece di vedere un problema come un ostacolo insormontabile, riformula la tua percezione, vedendolo come una sfida che ti permette di crescere e imparare.
3. **Tecniche di Respiro Profondo**: Quando senti di essere sopraffatto, fermati e fai respiri profondi. Questo semplice esercizio aiuta a ridurre l'ansia e a riportare la mente alla calma, consentendoti di pensare con lucidità.
4. **Affronta un Passo alla Volta**: Quando le difficoltà sembrano insormontabili, dividi i problemi in piccoli passi e affrontali uno alla volta. Questo ti permette di non essere sopraffatto e di fare progressi costanti.

8.5 Conclusione: Resilienza come Chiave per il Successo

La resilienza è una delle qualità più potenti che puoi sviluppare come imprenditore. Non importa quante volte cadi, l'importante è come ti rialzi e come usi ogni esperienza per diventare più forte e più saggio. La resilienza ti permetterà di affrontare le tempeste inevitabili con una mentalità positiva, trovando sempre una via d'uscita anche nelle situazioni più difficili. Coltivando la resilienza, non solo proteggerai il tuo benessere, ma potrai anche costruire un business più solido e duraturo, capace di prosperare anche nei momenti di crisi.

Capitolo 9
La Visione a Lungo Periodo: Oltre il Successo Immediato

Nel mondo degli affari, la ricerca del successo immediato è spesso la norma. I social media, le storie di successo rapidi e le pressioni del mercato fanno sì che molti imprenditori cerchino risultati veloci, senza considerare le implicazioni a lungo termine delle loro scelte. Tuttavia, per costruire una carriera duratura e una solida impresa, è essenziale sviluppare una visione a lungo periodo che vada oltre i guadagni momentanei. In questo capitolo, esploreremo come una visione chiara e strategica possa guidarti nelle decisioni quotidiane, permettendoti di creare una base solida per il futuro.

9.1 L'Importanza della Visione

Una visione chiara è la stella polare che guida ogni decisione imprenditoriale. È quella forza che ti spinge a continuare quando le difficoltà sembrano insormontabili, che ti aiuta a focalizzarti sugli obiettivi a lungo termine, evitando di essere distratto dalle tentazioni di guadagni veloci o soluzioni facili. La visione non è un sogno vago, ma un obiettivo concreto, che definisce chi sei come imprenditore e dove vuoi portare la tua impresa.

Ogni grande imprenditore ha una visione. Può essere un cambiamento radicale nel settore in cui operano, l'idea di rivoluzionare il mercato, o anche la creazione di un'impresa che abbia un impatto positivo sulla società. Quello che distingue un imprenditore di successo è la capacità di vedere oltre l'immediato e di prendere decisioni che siano in linea con i propri valori e obiettivi di lungo periodo.

9.2 Come Definire la Tua Visione

Definire una visione chiara richiede riflessione, introspezione e pazienza. Non si tratta di rispondere a una domanda superficiale, ma di interrogarsi a fondo sul significato del proprio lavoro e sull'impatto che si vuole avere. Ecco alcuni passaggi per aiutarti a definire la tua visione:

9.2.1 Comprendi i Tuoi Valori Fondamentali

Cosa è importante per te? Quali sono i valori che definiscono il tuo lavoro e la tua vita? La tua visione deve essere allineata con i tuoi principi. Se i tuoi valori sono orientati verso la sostenibilità, ad esempio, la tua visione a lungo termine potrebbe concentrarsi sulla creazione di un'impresa che riduca l'impatto ambientale. Se invece il tuo obiettivo è migliorare la vita delle persone, la tua visione potrebbe includere innovazioni che rendano la vita quotidiana più facile e felice.

9.2.2 Immagina il Futuro

Proiettati nel futuro. Dove ti vedi tra 5, 10 o 20 anni? Come sarà il mondo in cui opererai? Cosa ti piacerebbe che la tua impresa avesse realizzato in quel periodo? Creare una visione a lungo termine significa pensare oltre le preoccupazioni quotidiane e concentrarsi sugli obiettivi che definiscono il successo. Questo ti aiuterà a mantenere il focus e a non farti distrarre dalle sfide momentanee.

9.2.3 Sii Specifico e Realistico

La visione deve essere abbastanza ambiziosa da ispirarti, ma anche realistica. Non basta sognare in grande; è necessario tradurre la visione in obiettivi specifici e raggiungibili. Stabilire un piano di azione concreto per raggiungere la tua visione è fondamentale. Ad esempio, se la tua visione è diventare leader nel settore tecnologico, il tuo piano potrebbe includere l'acquisizione di competenze specifiche, l'espansione in nuovi mercati o l'innovazione in aree chiave.

9.2.4 Comunica la Tua Visione

Una volta che hai definito la tua visione, è importante comunicarla con chiarezza. Non solo al tuo team, ma anche ai tuoi clienti, partner e investitori. La tua visione diventa un potente strumento di motivazione, ispirando coloro che lavorano con te a contribuire al raggiungimento degli obiettivi comuni. La comunicazione della tua visione deve essere costante, autentica e ben allineata con le azioni che compi ogni giorno.

9.3 La Visione come Guida nelle Difficoltà

Ogni imprenditore affronta momenti difficili, dove il futuro appare incerto e le soluzioni a breve termine sembrano allettanti. Tuttavia, in questi momenti, è proprio la visione a lungo termine che diventa la tua ancora di salvezza. Avere una chiara comprensione di dove vuoi andare ti aiuta a fare scelte più sagge e a non cedere alla tentazione di risolvere i problemi con soluzioni veloci ma inefficaci.

La visione ti dà anche la forza di perseverare. Quando il cammino sembra più arduo, sapere che ogni passo che fai è un passo verso un obiettivo più grande ti dà la motivazione per continuare. Senza una visione chiara, è facile perdere la direzione e farsi sopraffare dalle difficoltà quotidiane.

9.4 La Visione come Strumento di Decisione

Ogni giorno, come imprenditore, prendi una serie di decisioni che determinano il futuro della tua impresa. Alcune sono piccole, altre sono decisive. La tua visione ti aiuta a prendere decisioni più informate, orientate verso il lungo termine. Quando ti trovi di fronte a una scelta difficile, chiediti: "Questa decisione mi avvicina alla mia visione?" Se la risposta è sì, allora hai trovato la direzione giusta.

Ad esempio, se sei tentato di abbassare i tuoi prezzi per attrarre più clienti a breve termine, ma la tua visione include il desiderio di costruire una marca di qualità premium, allora è probabile che abbassare i prezzi non sia una scelta coerente con la tua visione a lungo termine. In questo caso, la tua visione ti aiuterà a mantenere il focus e a fare scelte che siano in linea con gli obiettivi più ampi della tua impresa.

9.5 Come Mantenere Viva la Visione

Una volta definita la tua visione, è importante mantenerla viva nel corso del tempo. Ecco alcuni suggerimenti per farlo:

1. **Rivedi la tua visione regolarmente**: La visione non è qualcosa di statico, ma può evolversi con il tempo. Rivedila ogni anno, adattandola ai cambiamenti del mercato o della tua vita personale.

2. **Crea una visione tangibile**: Scrivila, disegnala, crea una "vision board" o una rappresentazione visiva che ti ricordi quotidianamente dove stai andando.

3. **Sii coerente**: Le tue azioni devono riflettere costantemente la tua visione. Ogni scelta che fai, piccola o grande, dovrebbe essere in linea con l'obiettivo a lungo termine che hai definito.

4. **Racconta la tua visione agli altri**: Condividere la tua visione con il tuo team e i tuoi collaboratori ti aiuta a mantenerla viva e a garantire che tutti siano allineati.

9.6 Conclusione: La Visione è la Chiave del Successo Sostenibile

Una visione chiara e strategica è la base di ogni impresa di successo. Non importa quanto possiedi oggi o quanto velocemente cresca la tua azienda; ciò che conta davvero è dove vuoi arrivare e come intendi raggiungere quell'obiettivo. Una visione a lungo termine ti fornirà la motivazione, la direzione e la capacità di prendere decisioni sagge, anche quando il percorso sembra difficile. Ricorda, il successo non è solo quello che ottieni nel breve periodo, ma quello che costruisci e realizzi a lungo termine.

Capitolo 10
Il Potere della Resilienza: Come Riprendersi e Crescere dopo un Fallimento

Ogni imprenditore affronta inevitabilmente momenti di difficoltà e insuccesso. Il fallimento, sebbene doloroso, fa parte del percorso imprenditoriale. Tuttavia, ciò che distingue i grandi imprenditori dai più deboli non è tanto l'assenza di fallimenti, ma la capacità di rimanere resilienti e di riprendersi. In questo capitolo esploreremo come coltivare la resilienza, come affrontare i fallimenti e come trasformarli in opportunità per crescere.

10.1 Cos'è la Resilienza?

La resilienza è la capacità di affrontare le avversità, superare le difficoltà e uscire più forti da situazioni di stress. Non significa essere immuni alla sofferenza o al fallimento, ma significa avere la capacità di risollevarsi dopo aver toccato il fondo. Per un imprenditore, la resilienza è cruciale, poiché ogni impresa, anche quella più solida, attraversa momenti difficili.

Essere resilienti non significa ignorare o minimizzare il dolore, ma affrontarlo con una mentalità positiva e costruttiva. La resilienza è quella qualità che ti permette di vedere ogni ostacolo come una lezione, ogni errore come un'opportunità di crescita. Imparare a essere resilienti ti aiuterà a navigare le acque tempestose della vita imprenditoriale senza perdere la rotta.

10.2 Accettare il Fallimento: Un Passaggio Necessario

Uno degli aspetti più difficili da affrontare per un imprenditore è il fallimento. Il fallimento è spesso visto come un fallimento personale, una conferma che le proprie capacità siano insufficienti. In realtà, il fallimento è solo una parte del processo di crescita. Ogni grande innovazione o scoperta è nata spesso da un errore o da un tentativo che non ha avuto successo.

Accettare il fallimento significa smettere di vederlo come una fine, ma come un'opportunità di apprendimento. Ogni errore può insegnarti qualcosa di fondamentale sulla tua impresa, sulla tua strategia o sulle tue capacità. Non esistono imprenditori di successo che non abbiano mai fallito. La differenza sta nel come affrontano e reagiscono al fallimento.

Un fallimento può essere un'opportunità di crescita. Quando ti confronti con un fallimento, chiediti: "Cosa posso imparare da questa esperienza? Come posso migliorare?" A volte, quello che sembra un ostacolo insormontabile può rivelarsi una lezione fondamentale che ti spinge a diventare più forte e più preparato.

10.3 Come Coltivare la Resilienza

Essere resilienti non è un talento innato, ma una qualità che può essere sviluppata con l'esercizio e l'esperienza. Ecco alcuni modi per coltivare la resilienza nella tua vita e nel tuo percorso imprenditoriale:

10.3.1 Mantieni una Mentalità Positiva

Una mentalità positiva è fondamentale per sviluppare la resilienza. Nonostante le difficoltà, devi allenarti a vedere il lato positivo delle cose. Ciò non significa ignorare la realtà dei fatti o minimizzare il dolore, ma scegliere di focalizzarti sulle soluzioni anziché sugli ostacoli. Concentrati sugli aspetti che puoi controllare e non su quelli che sono fuori dalla tua portata.

Prenditi del tempo ogni giorno per riflettere su ciò che è andato bene, anche nelle giornate difficili. Questo ti aiuterà a restare motivato e ad affrontare le difficoltà con un atteggiamento proattivo.

10.3.2 Impara dalla Critica

Le critiche, sebbene dolorose, sono uno strumento di crescita. Quando ricevi feedback negativo, non reagire con difesa o rabbia. Invece, prendi un momento per riflettere sulla critica e chiediti se ci sia qualche verità. Imparare a gestire la critica in modo costruttivo ti aiuterà a diventare più forte e a migliorare continuamente.

La resilienza si nutre anche della capacità di accettare la critica e di usarla come un trampolino per il miglioramento, piuttosto che come un ostacolo.

10.3.3 Circondati di Persone Positive

Le persone con cui ti circondi hanno un grande impatto sul tuo benessere mentale e sulla tua capacità di essere resiliente. Circondati di persone che ti sostengono, che ti ispirano e che ti incoraggiano nei momenti di difficoltà. La rete di supporto è fondamentale per affrontare le sfide della vita imprenditoriale.

Trova un mentore, un collega o un amico che possa offrirti una prospettiva esterna durante i momenti difficili. Avere qualcuno con cui parlare e che ti aiuti a vedere la situazione da una prospettiva diversa può fare una grande differenza.

10.3.4 Prenditi Cura di Te Stesso

La resilienza non riguarda solo la mentalità, ma anche il corpo. La cura di te stesso è un aspetto fondamentale per affrontare lo stress e mantenere alta la tua energia. La stanchezza e lo stress prolungati possono minare la tua capacità di resistere alle difficoltà.

Investi nel tuo benessere fisico e mentale: fai esercizio fisico, segui una dieta equilibrata, dormi abbastanza e pratica tecniche di rilassamento come la meditazione. Quando il tuo corpo e la tua mente sono in salute, sarai più preparato a resistere alle sfide e a superarle.

10.4 Trasformare i Fallimenti in Successo

Ogni fallimento può essere visto come una lezione che ti prepara per il futuro. Molti degli imprenditori di successo hanno affrontato fallimenti devastanti prima di raggiungere la loro grande realizzazione. La chiave sta nella capacità di risollevarsi, analizzare l'esperienza e utilizzarla per crescere.

10.4.1 Rivedi la Tua Strategia

Dopo un fallimento, prendersi un momento per rivedere la propria strategia è fondamentale. Cosa è andato storto? Ci sono segnali che non hai notato prima? La riflessione ti permette di adattare e migliorare la tua strategia per evitare di commettere gli stessi errori in futuro.

10.4.2 Non Avere Paura di Riprovare

Non lasciare che un fallimento ti paralizzi. Spesso il successo arriva solo dopo aver provato più volte. Ogni volta che fallisci, hai l'opportunità di correggere il tiro, di perfezionarti e di fare un passo più vicino al successo. Non temere di riprovare. La perseveranza è una delle qualità più importanti per chi aspira a costruire qualcosa di duraturo.

10.5 Concludere con Forza: La Resilienza Ti Porta a Nuove Vette

La resilienza è la chiave per superare ogni difficoltà. Non importa quante volte cadi; ciò che conta è quante volte hai la forza di rialzarti. Coltivando la resilienza, sarai in grado di affrontare le sfide con una mentalità positiva e di trasformare ogni difficoltà in un'opportunità di crescita.

Come imprenditore, la tua capacità di resistere e di adattarti alle difficoltà ti porterà non solo al successo, ma anche alla soddisfazione e alla realizzazione personale. Impara a guardare i fallimenti come trampolini di lancio e ricorda che ogni passo che fai, anche quelli più difficili, ti avvicina al raggiungimento dei tuoi sogni.

Conclusione
Ritrovare l'Equilibrio e Raggiungere il Successo

Abbiamo esplorato, in questo viaggio, le difficoltà che ogni imprenditore affronta quando perde l'equilibrio: il peso dello stress, il timore del fallimento, la solitudine della decisione imprenditoriale. Ma abbiamo anche visto come questi momenti di incertezza possano essere trasformati in opportunità di crescita. Abbiamo parlato di consapevolezza, di gestione delle emozioni, della forza di una mentalità resiliente, della capacità di fare scelte consapevoli anche in mezzo alla tempesta.

Ogni imprenditore attraversa momenti in cui si sente sopraffatto, stanco e perso. La verità è che non c'è mai una "soglia finale" in cui raggiungere il massimo successo. L'equilibrio è un processo continuo, un cammino che richiede auto-consapevolezza, pazienza e perseveranza. Non si tratta di evitare i fallimenti, ma di affrontarli con una mente aperta, di imparare dalle difficoltà e di risorgere ogni volta che la vita imprenditoriale ci mette alla prova.

Nel corso di questo libro, abbiamo visto come trovare il proprio equilibrio interno, imparare a bilanciare la propria vita professionale e personale, e costruire un mindset che ci permetta di affrontare le difficoltà con coraggio e determinazione. La chiave non è la perfezione, ma l'autenticità. Non importa se il percorso è tortuoso, se le sfide sembrano insormontabili, se a volte hai dubbi e incertezze. Quello che conta è che, giorno dopo giorno, tu decida di continuare a lottare, a crescere e a migliorarti.

Ricorda: non sei solo nel tuo viaggio. Molti imprenditori hanno vissuto e superato le stesse difficoltà. Quello che ti distingue è la volontà di rialzarti ogni volta che cadi. L'equilibrio che cerchi non è un traguardo da raggiungere, ma una pratica da coltivare continuamente.

Sii gentile con te stesso. Ogni passo che fai, ogni scelta che prendi, è un passo verso una versione migliore di te stesso e una versione migliore della tua impresa. La resilienza non è solo una risposta ai momenti difficili, è una filosofia di vita che ti guiderà attraverso le tempeste e ti condurrà verso il successo duraturo.

Alla fine, il vero successo non risiede nei numeri o nei traguardi materiali, ma nella serenità interiore, nella capacità di vivere e lavorare con passione, e nell'avere un impatto positivo sulle persone e sul mondo che ci circonda. Il cammino verso l'equilibrio non è mai facile, ma ogni passo ti avvicina a una vita più appagante, soddisfacente e, soprattutto, autentica.

Continua a camminare, continua a credere in te stesso, e ricorda che, anche nei momenti di difficoltà, sei sempre in grado di ritrovare l'equilibrio e di raggiungere i tuoi obiettivi. La tua impresa, e la tua vita, sono nelle tue mani. Sii resiliente, sii coraggioso e, soprattutto, sii sempre te stesso.